BIBLIOTHÈQUE RÉTROSPECTIVE

PUBLIÉE SOUS LA DIRECTION DE

M. CHARLES RICHET

Professeur à la Faculté de médecine de Paris

LES MAITRES DE LA SCIENCE

HALLER

Mémoire sur la Sensibilité. — Mémoire sur l'Irritabilité. — Réponse à quelques Objections.

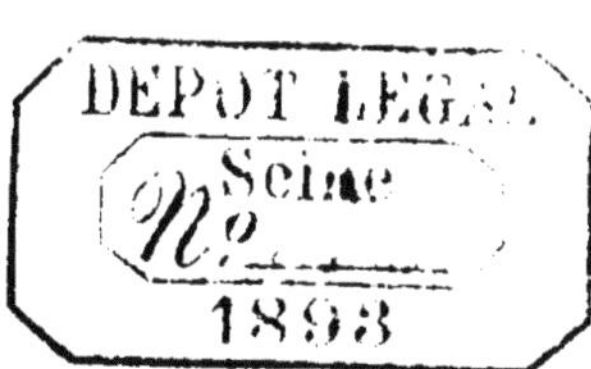

PARIS

G. MASSON, ÉDITEUR

LIBRAIRE DE L'ACADÉMIE DE MÉDECINE

120, BOULEVARD SAINT-GERMAIN

1892

AVANT-PROPOS

Nous devons expliquer en quelques mots le but et la portée de cette publication.

Nous l'avons appelée « Bibliothèque scientifique rétrospective », parce que notre intention est double : d'une part, nous voulons que cette Bibliothèque soit franchement scientifique, avec des faits et des détails utiles encore à connaître aujourd'hui ; et, d'autre part, nous avons l'intention de n'admettre que des travaux devenus absolument classiques et consacrés par l'admiration universelle.

A notre époque, en cette fièvre de production hâtive, on se dispense trop d'avoir recours aux auteurs originaux. Une analyse, presque toujours inexacte et toujours insuffisante, voilà ce que demandent le lecteur superficiel, l'étudiant, et même le professeur. Quant à se reporter aux ouvrages fondamentaux et originaux, on n'y pense guères, et peut-être n'y pense-t-on pas parce que rien n'est plus pénible que d'aller consulter les vieux documents bibliographiques.

Ainsi, pour prendre l'exemple du premier ouvrage que nous publions ici, il n'est pas facile de pouvoir lire Lavoisier dans la forme originale. La grande publication in-quarto du ministère de l'Instruction publique est fort coûteuse, et d'ailleurs à l'heure actuelle elle est tout à fait épuisée. Quant aux mémoires de l'Académie des sciences, qui donc peut les avoir chez soi? Alors, comme on ne peut lire Lavoisier que dans les bibliothèques publiques, on ne le lit pas, ce qui est bien simple et à la portée de tout le monde. Il s'ensuit que presque personne n'a lu Lavoisier; et c'est assurément grand dommage.

Nous voulons changer, dans la faible mesure de nos forces, cet état de choses. Il faut que tout étudiant, tout travailleur, puisse connaître les maîtres de la science autrement que par des citations de dixième main. Pour être un homme de bonne société, il faut fréquenter les gens de bonne société : eh bien! pour apprendre à penser, il faut fréquenter ceux qui ont pensé profondément, ceux qui, par leur pénétration, ont régénéré la science et ouvert des voies nouvelles.

Un manuel, c'est un très bon livre et probablement un livre nécessaire ; mais il faut sortir du manuel, et le meilleur moyen d'en sortir c'est de se reporter aux ouvrages des maîtres. Que dirait-on d'un peintre qui ne voudrait étudier les tableaux de Rubens ou de Raphaël que d'après des photographies? Encore les photographies donnent-elles d'un tableau une image plus exacte que l'analyse d'un mémoire de Lavoisier, de Lamarck, ou de Harvey, ou de Bichat, ne fait connaître la pensée de Lavoisier, ou de Lamarck, ou de Harvey, ou de Bichat.

Nous n'avons pas voulu faire de cette publication une œuvre de luxe. Nous avons préféré la mettre à la portée de tout le monde. Le prix de chacun de ces petits volumes est tout à fait modique, si bien que chaque étudiant, pour une dizaine de francs, va pouvoir posséder à peu près tout ce qu'il a besoin de connaître en fait de science parmi les auteurs passés. Si cela lui donne le goût d'en lire davantage, et d'aller consulter les œuvres complètes, et non les fragments étendus que nous donnons, rien de mieux ; mais ce sera un vrai luxe d'érudition, voire même un luxe assez rare, et notre Bibliothèque rétrospective sera, croyons-nous, suffisante pour la grande majorité des jeunes gens.

Quoique l'édition soit à très bas prix, nous n'avons rien négligé pour la rendre correcte. Je tiens à remercier mon ami M. Alexis Julien, qui m'a assisté dans mon entreprise, ainsi que les imprimeurs et les éditeurs qui y ont donné tous les soins nécessaires.

Les premiers volumes sont surtout consacrés aux sciences biologiques et médicales. Plus tard nous espérons l'étendre à d'autres sciences; nous pourrons aussi, sans doute, au lieu d'extraits de livres, donner des extraits des mémoires les plus importants qui, dans le passé de la science, ont fait époque. Mais au début nous donnerons seulement les grands écrivains scientifiques de la biologie : Lavoisier, Harvey, Bichat, Haller, Lamarck, Laënnec, Legallois, Hunter et William Edwards.

CHARLES RICHET.

HALLER

1708 à 1777

Albert de Haller, né à Berne en 1708, doit être cité parmi les plus grands physiologistes, et il a exercé, par son enseignement et ses écrits, une influence considérable telle qu'au XVIIIe siècle personne, à ce point de vue, ne peut lui être comparé.

Dès l'enfance, il étonna par son intelligence; tout jeune il apprit le grec, l'hébreu, le chaldéen, la botanique et les mathématiques. Boërkave et Winslow furent ses maîtres en médecine. A 26 ans, il était célèbre. Il fut appelé à l'Université de Gœttingue en 1736.

En 1754, il revint à Berne, où il resta jusqu'à sa mort entouré de considération et d'honneurs.

Il a fait des travaux originaux sur la sensibilité et l'irritabilité, les mouvements musculaires et les contractions du cœur ; mais son principal titre de gloire, ce sont les *Elementa physiologiæ* où se trouvent consignés tous les faits, toutes les théories, toutes les indications bibliographiques des savants qui l'avaient précédé.

Il a laissé de fort belles poésies. Son érudition était encyclopédique ; on lui doit de nombreux ouvrages de bibliographie. Il a aussi écrit une histoire de la Suisse.

On doit considérer Haller comme un des hommes qui ont le plus honoré la science physiologique.

PRINCIPAUX OUVRAGES

Elementa physiologiæ, 8 volumes In-4° (Lausanne, 1757 à 1778).

Sur la formation du cœur dans le poulet (Lausanne, 1758).

Mémoire sur la nature sensible et irritable des parties du corps animal (Lausanne, 1760).

Mémoire sur les mouvements du sang et la saignée (Lausanne, 1757).

Mémoire sur la formation des os (Lausanne, 1758).

La génération (Paris, 1758).

Collection de thèses de médecine, dc chirurgie et d'anatomie : 13 volumes in-4° (Paris, Berne et Bâle, de 1757 à 1778).

MÉMOIRE

SUR

LA SENSIBILITÉ

Lu le 22 Avril 1752

DEVANT LA SOCIÉTÉ ROYALE DES SCIENCES DE GŒTTINGUE

Il y a quelques mois que M. Zimmermann, mon élève, mon parent et mon ami, publia une « Dissertation Inaugurale » sur l'Irritabilité: il avait fait en ma présence une partie des expériences qu'elle renferme. Je les rapporterai telles qu'elles se trouvent dans mes cahiers. Il y en a d'autres auxquelles je n'ai point assisté, et que je citerai d'après sa Dissertation. Depuis l'an 1746 j'en ai fait moi-même plusieurs autres avant lui et avec lui; et depuis le commencement de l'an 1751 j'ai soumis à plusieurs essais 190 animaux: espèce de cruauté pour laquelle je me sentais une répugnance qui n'a pu être vaincue que par l'envie de contribuer à l'utilité du genre humain. Je ne donne point ici un journal entier de ces observations. En les faisant, on est obligé d'en essayer d'inutiles, et d'en répéter plusieurs. Les communiquer toutes, c'eût été allonger inutilement l'ouvrage: je me suis borné à rapporter celles qui ont une utilité réelle, et qui sont constamment vraies.

Le résultat de toutes ces expériences a donné lieu à une nouvelle division des parties du corps humain, que je suivrai dans ce petit ouvrage, en distinguant celles qui sont susceptibles d'irritabilité et de sensibilité, de celles qui ne le sont pas.

Quelle est la cause de ces deux propriétés? Pourquoi quelques parties en sont-elles douées, pendant qu'on ne les trouve pas à d'autres? Ce sont des problèmes théoriques, que je ne promets point de résoudre. Cachées vraisemblablement dans la texture des dernières molécules de la matière, hors de la portée du scalpel et du microscope; tout ce que l'on peut dire là-dessus, se borne à des conjectures, que je ne hasarderai pas; je suis trop éloigné de vouloir enseigner quoi que ce soit de ce que j'ignore: et la vanité de vouloir guider les autres dans les routes, où l'on ne voit rien soi-même, me paraît être le dernier degré de l'ignorance.

Je me suis d'autant plus volontiers déterminé à travailler cette matière, que les expériences que j'annonce, sont la source de plusieurs changements dans la Physiologie, la Pathologie et la Chirurgie, et découvrent plusieurs vérités contraires aux opinions généralement reçues. Cette dernière raison m'a obligé à être extrêmement sévère sur mes preuves, parce que j'étais bien persuadé qu'un sentiment si peu prévu paraîtrait peu probable, et qu'on ne cèderait qu'à la conviction. Il a fallu pour cela réitérer et multiplier mes expériences, pour les élever au rang des témoignages, à l'authenticité desquels les plus incrédules ne pussent pas se refuser, et qui me préservassent moi-même de l'erreur. La plupart de celles qui règnent en Médecine me paraissent venir de ce que tous les médecins n'ont pas pris les mêmes précautions. Ils ne font que peu ou point d'expériences, et, ce qui est plus dangereux encore, ils leur substituent des analogies, auxquelles ils donnent la même force.

Un second motif, qui m'a encouragé dans ce travail, c'est l'empressement avec lequel quelques hommes célèbres ont saisi les premières notions de l'Irritabilité: ils sont allés jusqu'à prendre cette propriété de nos fibres, pour base d'un nouveau système de « l'Economie animale », et en ont déduit les fonctions des vaisseaux, des nerfs, des muscles, en un mot de tous nos organes. L'on peut s'en convaincre en jetant les yeux sur le discours que l'illustre M. J. F. Winter prononça à Franeker en 1746, sur la dissertation de M. Lups, « de Irritabilitate », et sur celle de MM. de Magni et la Motte, dans laquelle ils concluent que toutes les maladies dépendent de l'augmentation ou de la diminution de « l'Irritabilité des vaisseaux » système qui revient à peu près à celui qu'ont soutenu MM. Kruger, Nicolai, Whytt, Delius, et quelques autres grands

Physiologistes, qui regardent les sensations comme cause de tous les mouvements.

J'appelle partie irritable du corps humain, celle qui devient plus courte, quand quelque corps étranger la touche un peu fortement. En supposant le tact externe égal, l'irritabilité de la fibre est d'autant plus grande, qu'elle se raccourcit davantage. Celle qui se raccourcit beaucoup par un léger contact, est très irritable; celle sur laquelle un contact violent ne produit qu'un léger changement l'est très peu.

J'appelle fibre sensible dans l'homme, celle qui étant touchée, transmet à l'âme l'impression de ce contact: dans les animaux, sur l'âme desquels nous n'avons point de certitude, l'on appellera fibre sensible, celle dont l'irritation occasionne chez eux des signes évidents de douleur et d'incommodité. J'appelle insensible, au contraire, celle qui étant brûlée, coupée, piquée, meurtrie jusqu'à une entière destruction, n'occasionne aucune marque de douleur, aucun changement dans la situation du corps. Cette définition est fondée, sur ce que nous savons qu'un animal qui souffre, cherche à soustraire sa partie lésée à la cause offensante; il retire la jambe blessée, il secoue la peau si on la pique, et donne d'autres marques qui nous prouvent qu'il souffre.

L'on voit qu'il n'y a que les expériences, qui puissent nous fournir des définitions des parties sensibles et irritables; et ce que les Physiologistes et les Médecins ont dit de ces qualités, sans en avoir fait, a été la source de plusieurs erreurs. Cette même inexactitude, appliquée à d'autres objets, en a produit dans toutes les sciences.

Quand M. Boerhaave eût établi que les nerfs étaient la base de tous nos solides, il en vint bientôt à assurer, qu'il n'y avait aucune partie dans le corps humain qui ne fût sensible et capable d'un mouvement propre, et ce système, dont j'ai fait voir ailleurs l'inexactitude, a été admis presque généralement.

Les parties du corps humain les plus simples, sont les nerfs, les artères, les veines, les vaisseaux d'un ordre inférieur, les membranes, les fibres musculaires, tendineuses, ligamenteuses, osseuses, le cartilage, et la toile celluleuse.

Les parties plus composées sont les muscles, les tendons, les ligaments, les viscères, les glandes, les grands réservoirs, les conduits excrétoires, et les plus gros vaisseaux sanguins.

De toutes ces parties, quelles sont celles qui sont sensibles? C'est ce que l'on découvrira à l'aide des expériences que je rapporterai dans la première partie de ce mémoire. Pour les faire avec succès, voici la méthode que j'ai suivie.

J'ai pris des animaux vivants de différents genres et de différents âges; après avoir mis à nu la partie que je voulais examiner, j'ai attendu que l'animal, cessant ses mouvements et ses plaintes, fût en état de tranquilité; alors j'ai irrité cette partie, avec le souffle, la chaleur, l'esprit de vin, le scalpel, la pierre infernale, l'huile de vitriol, le beurre d'antimoine. J'ai examiné attentivement, si en touchant, en coupant, en brûlant, en lacérant cette partie, l'animal perdait sa tranquillité, s'agitait, s'il retirait la partie blessée: s'il venait quelque convulsion, ou si rien de tout cela n'avait lieu. Quel qu'ait été l'événement de ces différents essais souvent répétés, je l'ai rapporté exactement dans mes mémoires. Que m'importe en effet, que la nature décide d'une façon ou d'une autre? et n'y aurait-il pas de la folie à hasarder la réputation d'observateur fidèle et éclairé, pour un fait imaginaire, dont l'expérience la plus simple prouverait le faux à un autre anatomiste qui voudrait le réitérer?

Quelque ordre qu'on observe, cela est assez indifférent; ainsi je commencerai par les expériences qui regardent la peau; par rapport à l'épiderme, il est bien démontré qu'il est destitué de tout sentiment, puisqu'on peut le brûler sur sa propre main, avec de l'esprit de nitre, jusqu'au point de lui donner une teinte jaune assez durable, sans sentir la moindre douleur.

La difficulté qu'il y a à séparer la mucosité de Malpighi de l'épiderme, m'a empêché de la soumettre à des essais, dont je n'avais pas besoin pour me persuader de son insensibilité.

La peau est sensible; entre les parties du corps humain il y en a peu qui le soient davantage: de quelque façon qu'on l'irrite, l'animal crie, s'agite, et donne toutes les marques de douleur dont il est capable. Cette grande sensibilité de la peau m'a déterminé à la prendre pour le degré fixe de la sensibilité; et j'établis comme peu sensibles les parties qu'on peut irriter sans altérer la tranquillité de l'animal, pendant qu'il donne des marques de douleur, quand on irrite la peau du voisinage.

La graisse et la toile celluleuse ne peuvent point causer de douleur: c'est un fait connu, démontré par d'autres, et qui le serait suffisamment par ce qu'on dit de « Denis », le tyran d'Héraclée, et de quelques animaux, chez lesquels on peut enfoncer une aiguille très profondément au travers des graisses, sans qu'ils éprouvent de douleur, jusqu'à ce que la pointe touche les chairs.

La chair des muscles a de la sensibilité, mais elle la doit aux nerfs qu'elle reçoit; et si l'on lie toutes les branches des nerfs qui se distribuent à un muscle, il devient totalement insensible, et l'on a beau l'irriter, l'animal ne fait aucun mouvement. L'on sait déjà que tous les muscles peuvent ressentir de la douleur, sans en excepter ceux qui sont creux et très vastes, tels que l'estomac, les intestins, la vessie.

Il n'en est pas des tendons comme des muscles, ils sont incapables de tout sentiment et de toute douleur: c'est un premier paradoxe, que j'avance contre l'opinion commune, et qui n'a trouvé que peu de partisans. Les auteurs les plus modernes, la Faye, Heister, Garengeot, regardent les plaies des tendons, comme très dangereuses et très difficiles à guérir. Boerhaave, son digne élève Van Swieten, Acrel, Quesnay ont adopté la même idée.

La vérité que je propose avait cependant déjà été connue. Job van Mekren, chirurgien très expert, dit que les tendons sont très peu sensibles, et il cite pour exemple celui de la rotule. Bryan Robinson témoigne que, dans un chien vivant, l'irritation des tendons ne parut pas fort douloureuse, et que celle des muscles l'était beaucoup plus. Georges Thomson a remarqué que la lésion du tendon ne produisait aucun mouvement, et M. Schlichting a vu la même chose dans l'homme et dans le chien. Mais ces auteurs ne sont qu'en petit nombre, et ils n'ont fait que peu d'expériences.

J'ai ordinairement mis à nu le « tendon d'Achille » ou celui du droit antérieur de la jambe. Je l'ai piqué dans cet état; je l'ai coupé transversalement et dans toute son épaisseur, jusqu'à une partie et même à la moitié de sa largeur: enfin je l'ai coupé dans toute sa largeur jusqu'à la moitié de son épaisseur, c'est la blessure que M. Boerhaave redoute le plus. Depuis l'an 1746 j'ai répété peut-être cent fois cette expérience sur des animaux de différents genres. Le succès a toujours été le même.

L'utilité de cette expérience est de prouver que, si l'on irrite les fibres musculeuses, elles se contractent; qu'il n'en est pas de même du tendon, et qu'on peut le piquer et le lacérer sans qu'il s'ensuive le moindre mouvement, ou dans le tendon ou dans le muscle; tout comme généralement, la contraction du muscle ne produit point celle du tendon: Willis s'en était déjà aperçu, et je m'en suis convaincu plusieurs fois. L'on peut donc regarder comme démontré, qu'il n'y a dans le tendon aucun organe de mouvement ni de sentiment.

L'animal dont on lacérait, brûlait, piquait le tendon, restait tranquille, sans donner la moindre marque de douleur; et quand on le lâchait, pourvu que le tendon ne fût pas absolument coupé, il marchait avec facilité et sans peine. J'ai vu un chien, à qui l'on avait percé dans le milieu des deux tendons d'Achille, marcher à deux pieds, et un chevreau à qui j'avais coupé les mêmes tendons à demi, se promener librement. Je gardai un autre chien, qui n'avait d'entier que le tendon du soléaire seul, et dont ceux des muscles gastrocémiens, après leur section, s'étaient retirés et formaient des nœuds: je ne remarquai aucun symptôme extraordinaire. Aussi les plaies des tendons sont celles, de toutes, qui se guérissent avec le plus de facilité, sans aucun secours et sans aucun accident; de façon qu'il n'y a rien d'étonnant dans l'observation de M. de la Faye, qui a vu le tendon du biceps coupé, sans que le mouvement du bras en fût altéré. L'on ne peut point blâmer Vesling et quelques autres, d'avoir hardiment recommandé la suture du tendon, et M. Bienaise de l'avoir hasardée, après en avoir fait l'essai sur un chien. M. Zimmerman n'a trouvé aucun sentiment dans l'aponévrose des muscles de l'abdomen, en la touchant avec de l'huile de vitriol.

Quand j'eus constaté ces faits, il me fut aisé d'en découvrir la cause: c'est qu'il se distribue des nerfs dans les muscles, et non pas dans les tendons; il y a longtemps que Jerome Fabrice d'Aquapendente l'avait avoué, en disant, qu'avant que d'arriver au tendon ils s'épanouissaient en manière de membrane, et Leuwenhoek, avec ses microscopes, n'a pu découvrir sur les tendons que quelques filaments nerveux qui n'en passaient pas la surface.

Puis donc que dans l'homme il n'y a que les nerfs qui soient susceptibles de sentiment, il est très naturel que les tendons, qui ne reçoivent point de nerfs, n'en aient aucun; et j'ai eu plus d'une fois occasion de m'en assurer, en examinant les tendons découverts. Un jeune homme avait le tendon du « fléchisseur de l'index » à nu; enhardi par mes essais sur les animaux, je le saisis avec une pincette, le malade ne sentait pas même qu'on le touchait. J'ai vu arroser le tendon du « supinateur long » d'huile de térébenthine chaude pour arrêter une hémorragie, la douleur était très vive dans la peau, mais le tendon fut arrosé, sans que le malade s'en aperçût: aussi, depuis très longtemps, les chirurgiens regardent l'huile de térébenthine chaude, comme un excellent remède dans les plaies des tendons; mais cette huile causerait certainement autant de douleur aux tendons qu'elle en cause à la peau, s'ils étaient également sensibles.

Les blessures des tendons, de quelque nature qu'elles soient, ne doivent donc occasionner aucune crainte. La section d'un tendon considérable peut faire boîter un malade, ou le priver de l'usage d'un membre, sur lequel les muscles n'ont plus d'action, quand le tendon est détruit, mais cet accident est le seul qu'on doive craindre; quelquefois même la nature y remédie tellement, par le secours des muscles voisins, ou par une nouvelle toile celluleuse, que le mouvement de cette partie se fait avec la même facilité qu'auparavant. J'ai vu une nouvelle cellulosité bleuâtre renaître en peu de jours, et réunir les bouts coupés du tendon d'Achille dans un chien. Dès qu'elle fut née, l'animal ne se sentit plus de son malheur, et sauta avec la même agilité qu'auparavant sur les chaises et les tables.

D'où peut donc venir cette erreur à l'égard des plaies des tendons, dans laquelle tous les auteurs, même les plus respectables et les plus éclairés, sont généralement tombés? Elle me paraît dépendre de ce que l'on a confondu la signification du mot νευρον avec celles de τενων et de συνδεσμος; qu'ainsi on lui a fait signifier tout à la fois nerf tendon et ligament, et que la blessure du nerf est accompagnée (comme nous le dirons tout à l'heure) de symptômes très violents. Aussi je suis persuadé que c'est à la blessure du nerf médian, où peut être quelquefois à celle d'une branche du musculo cutané, qui accompagne la veine médiane, qu'il faut attribuer les accidents qui surviennent aux saignées malheureuses, et qu'on attribue à la piqûre du tendon du biceps, qui se trouve dans le même endroit. Paré nous a laissé la relation de l'accident qui arriva à Charles IX. C'est aussi les grands nerfs, qui se distribuent dans toute la longueur du doigt, et non point les tendons, qu'on doit regarder comme les causes des suites funestes de quelques panaris, dont on a depuis longtemps attribué le danger à leur siège dans la gaine du tendon, comme Garengeot l'a encore fait depuis peu.

Les ligaments et les capsules des articulations approchent de la nature des tendons; les ligaments ont été compris sous le nom de νευρον, et les capsules sont fameuses par le danger qu'on attribue à leurs plaies, et parce que d'habiles gens les ont regardées comme le siège de la goutte.

En voulant les soumettre à des expériences, j'ai trouvé une certaine difficulté, par la nécessité de bien enlever la peau dans les articulations étroites des petits animaux; et la difficulté de le faire sans faire crier l'animal, quand on saisit la peau avec des pincettes. Je l'ai cependant vaincue plusieurs fois; et les expériences ont très bien réussi, même avec des poisons. J'ai rempli l'articulation du fémur et du bassin d'un chat, avec de l'huile de vitriol, sans que ce venin si actif, et que j'ai vu détruire dans une minute toute la matrice d'une chienne, parût lui occasionner aucune douleur: du moins il ne se plaignit point du tout. En faisant ces expériences sur l'articulation du genou, qui offre plus de facilité, parce qu'elle est presque à nu, j'ai souvent employé de petits bâtons trempés dans l'huile de vitriol ou dans le beurre d'antimoine, avec lesquels j'ai brûlé les ligaments latéraux, celui de la rotule, l'une et l'autre face de la capsule, et la glande « d'Havers », sans que cela arrachât la plus petite marque de douleur à l'animal; et ces plaies, qui passent pour si dangereuses, se guérissaient avec tant de facilité, que la seule salive des animaux suffisait pour les consolider, souvent elles n'en avaient pas même besoin. Tous ces essais, qui ont été réitérés sur des chiens, des chats et des chevreaux, justifient l'observation de M. la Motte, qui avait trouvé insensible le ligament extenseur du tibia. Quelquefois j'ai, au lieu des caustiques, employé une aiguille, et j'ai eu plus de facilité à faire l'expérience. On fait une incision du côté externe de l'articulation du genou, on met à nu la capsule, la rotule, le ligament qui va de cet os au tibia, et le ligament latéral interne ou externe; on racle avec un couteau la surface externe de la capsule et du ligament; on va, à l'aide d'une aiguille ou d'un couteau pointu, piquer la face interne et l'articulation, de façon que la pointe ressorte à travers la peau; pendant toutes ces opérations l'animal ne marque de douleur que dans le moment que la pointe du couteau ou de l'aiguille, après avoir percé la capsule de l'articulation, touche à la membrane celluleuse.

Ce n'est donc point à la capsule articulaire, dans

laquelle il est si difficile de trouver des nerfs, et qui n'a point de sensibilité, qu'il faut attribuer les douleurs aiguës de la goutte: leur véritable siège est dans la peau et dans les nerfs, qui rampent sur la surface interne, et la nature a voulu, bien à propos, que des parties exposées à un frottement continuel fussent dénuées de tout sentiment. Si les plaies des articulations donnent quelquefois beaucoup d'embarras, il faut l'attribuer à l'humeur, qui s'y prépare continuellement, et, qui acquérant aisément une putridité rance, fait l'effet d'un venin, qui empêche la plaie de se fermer. Dans les chiens, autant que je m'en souviens, elles se sont toujours consolidées sans difficulté.

Le périoste étant semblable aux ligaments et aux capsules, et ne formant même avec eux dans le fœtus qu'une même membrane épaisse, pulpeuse, et qui, se continuant d'un os à l'autre, renferme entre deux l'articulation; je n'ai point été surpris de le trouver insensible, dans les nombreuses expériences que j'ai faites sur le tibia, le fémur, le métatarse et le péricrâne, qui est de la même nature que le périoste.

Les médecins, les anatomistes et les chirurgiens, qui, avec toute l'antiquité, pensent différemment, voudront bien me pardonner d'être d'un avis si opposé au leur, et différer de me condamner, jusqu'à ce qu'ils aient comparé les expériences, qui ont donné lieu à l'un et à l'autre système. Cent fois j'ai lacéré, piqué, brûlé le périoste, l'animal n'a jamais donné de signe de douleur; de petits chevreaux têtaient pendant ce temps-là; si je touchais la peau, ils faisaient des cris, et tombaient dans des convulsions.

Cette insensibilité du périoste a déjà été remarquée par M. Cheselden et elle ne surprendra pas dans une partie où l'on ne trouve point de nerfs, où Nesbit lui-même en a cherché inutilement, et où il n'en a établi d'invisibles que pour expliquer la sensibilité, qu'il avait attribuée à cette membrane par un effet du préjugé. Car les nerfs qui rampent en abondance sous la peau de la chevelure, et qui ne viennent point de la dixième paire, mais des seconde et troisième paires cervicales, et des troisième, cinquième et septième crâniennes, se rendent à la peau de la tête, et lui communiquent leur sensibilité.

L'on a discuté sur la sensibilité des os; je n'ai aucune expérience sur cet article, et il y a beaucoup de difficulté à en faire d'exactes, par celle qu'on trouve à distinguer les nouvelles douleurs, qu'on pourrait produire, de celles qu'entraîne nécessairement une opération aussi cruelle que celle qu'il faut pour ouvrir les os. L'on connaît la sensibilité des dents, mais la même raison qui l'explique, me persuade que les os n'en ont aucune, puisque ce sont les nerfs qui la donnent aux dents, et que je n'ai jamais pû trouver aucun nerf qui accompagnât l'artère et la veine à leur entrée dans l'os; s'il y en avait, je les aurais découverts dans mes nombreuses descriptions des artères, sinon ailleurs, au moins dans la vaste et lisse superficie interne du crâne, et ils ne m'auraient pas échappé dans mes préparations des artères nourricières de tout le corps. Cependant Deidier a écrit que les os, résous en substance molle occasionnaient de vives douleurs; mais, outre qu'il est facile de se tromper dans une maladie aussi terrible, M. Imbert témoigne le contraire; et j'ai vu faire l'opération du trépan à des hommes qui avaient la liberté d'esprit et l'usage des sens, sans que la perforation du crâne leur causât de la douleur.

Deventer, Amb. Paré, J. Duverney, et presque tous les auteurs s'accordent à dire, que la moëlle occasionne de vives souffrances; cela paraît sans fondement, puisqu'elle est de la nature de la graisse, et qu'elle ne reçoit aucun nerf. Je n'ai cependant aucune expérience là-dessus.

La dure mère est une espèce de périoste. Pacchioni et Baglivi lui ont attribué une force égale à celle du cœur, et en général les médecins la regardent comme le siège de plusieurs maladies; mais leurs idées ne changent point la nature éternelle des choses: j'ai prouvé ailleurs qu'elle était, comme toutes les autres membranes du corps, composée de la toile celluleuse, et cette analogie a été confirmée par les expériences de M. Zinn, par celles de Zimmerman, de M. Walsdorff, et par les miennes propres, qui nous ont appris que cette membrane, si ressemblante à toutes celles à qui elle donne naissance, pouvait être brûlée avec l'huile de vitriol, le beurre d'antimoine, l'esprit de nitre; ou coupée avec un couteau, et déchirée avec des tenailles, sans que l'animal parût le moins du monde souffrir. MM. Zinn et Mekel ont trouvé la même insensibilité dans la dure mère d'un homme, à qui la carie avait ouvert le crâne; et sans doute les anciens médecins, Cardan, et avant lui Galien, se fondaient sur l'expérience, quand ils ont écrit que l'on devait employer pour la dure mère les remèdes les plus violents; et l'anatomie comparée, qui l'a trouvée cartilagineuse dans les tortues, nous apprend bien manifestement, qu'elle est moins un muscle qu'une enveloppe, destinée à servir de rempart au cerveau.

Comment se pourrait-il qu'une membrane aussi insensible et aussi immobile eût la force de renvoyer les esprits au cœur, et fut le siège des maux de tête, de la phrénésie ou de la manie, à moins qu'on ne veuille dire, que, quand elle est altérée, le cerveau par sa proximité doit s'en ressentir? Aussi les chirurgiens français ont eu bien raison de se hasarder à la couper, toutes les fois qu'elle couvre des épanchements de pus ou de sang.

Qu'on me permette ici une digression qui ne sera pas inutile. M. Schlichting a écrit que le cerveau était mobile, qu'il s'élevait et s'abaissait alternativement, et il s'est extrêmement emporté contre les Sophistes, qui refusaient de le mettre dans le rang des parties du corps humain qui ont du mouvement. Sûr, comme je l'étais, de la forte adhésion de la dure mère au crâne, et de la totale plénitude de la boîte osseuse de la tête, je ne pus m'empêcher d'admirer la hardiesse avec laquelle cet auteur soutenait le contraire; je ne crus cependant point devoir le combattre par des autorités ou par des raisons « à priori », et je lui opposai les mêmes armes que celles avec lesquelles il attaquait, c'est-à-dire l'expérience. Je trépanai des chiens avec un ciseau tranchant et un marteau, ce qui est plus commode qu'un trépan, et découvre une plus grande partie du crâne. Je trépanai des chiens, des chèvres, des rats, des grenouilles: le résultat de ces expériences fut toujours le même. Je vis ce mouvement alternatif que Schlichting avait observé; le cerveau montait dans l'expiration, descendait dans l'inspiration. Ce seul mouvement m'a fait faire plus de trente expériences avec M. Walsdorff, qui les a publiées depuis la première impression de ce mémoire.

J'aime trop le vrai, pour qu'une nouvelle découverte, quelque opposée qu'elle soit à mes idées, me fasse de la peine; mais ce qui m'en faisait, c'était de ne point découvrir la raison de cette correspondance entre les mouvements du cerveau et celui de la respiration; et notre esprit s'impatiente à la vue d'un phénomène qui paraît répugner à la raison. Mais des expériences réitérées ont fait cesser cette contradiction apparente. La dure mère et le cerveau n'ont de mouvement que quand on a enlevé le crâne, qui, dans l'animal vivant et sain, y met un obstacle total. M. Schlichting lui-même l'avoue, et le plus souvent même l'on n'a pu apercevoir ce mouvement dans le cerveau, qu'après avoir exactement rompu, ou avec les doigts, ou avec quelque instrument, les adhésions qui attachaient la dure mère au crâne, et qui, tant qu'elles subsistaient, la rendaient absolument immobile.

Il résulte de tous ces faits que, puisque cette correspondance de mouvements entre le cerveau et la respiration n'a lieu que quand la dure mère est détachée du crâne, et qu'elle ne l'est jamais dans un homme sain, on ne doit point la regarder comme réellement existante. D'ailleurs elle ne serait point particulière au cerveau; des expériences réitérées me l'ont fait remarquer dans toutes les grosses veines, l'une et l'autre cave, les sous-clavières, la partie supérieure de la « basilique » et les « jugulaires ». Elles se gonflent toutes pendant l'expiration, et deviennent alors d'un bleu foncé, et pendant l'inspiration elles se vident, s'aplatissent et pâlissent. Le phénomène qu'a observé M. Schlichting, n'est donc, je le répète, point particulier au cerveau, et il dépend uniquement de la facilité que le sang du ventricule droit du cœur trouve à se répandre dans le poumon pendant l'inspiration, et de celle que les gros vaisseaux veineux trouvent par là même à se vider dans ce ventricule. Dans l'expiration, au contraire, le poumon comprimé ne peut pas recevoir le sang du cœur, les grosses veines ne pouvant pas se vider, se gonflent, et ce gonflement s'étend jusqu'au cerveau, qui se trouve gorgé de sang, parce qu'il ne peut pas se vider dans les jugulaires. Je n'ignore point qu'en prolongeant volontairement l'inspiration, on retarde le sang qui passe par le poumon; mais, dans l'alternative ordinaire de la respiration, le sang n'en entre pas moins avec plus de facilité dans le poumon pendant l'inspiration, quoique, dans l'état contre nature, lorsque le poumon est rempli de sang, et que le sang, faute d'expiration, ne peut pas aller au ventricule gauche, il en résulte une dilatation du ventricule droit, et une stagnation dans les veines, presque égale à celle qui accompagne naturellement l'expiration.

Qu'il me soit permis d'ajouter, en deux mots, que le sinus longitudinal ne bat point, même après qu'on a enlevé le crâne, et, quand on le perce, que le sang n'en sort point par bonds, mais qu'il coule uniformément, comme quand on ouvre les veines; ce qui confirme la proposition que j'ai établie ailleurs, que les sinus du cerveau n'ont point de pouls. C'est par la même raison que les petites artères, qui vont de la dure mère au crâne, et dont la plus grande partie prennent leur origine à la surface du sinus, peuvent être remplies d'injection, sans que celle-ci pénètre jamais jusque dans le sinus même par les artères.

Les médecins italiens, et tous les autres qui nient l'existence des esprits animaux, Gohl surtout, conçoivent les nerfs comme des cordes tendues, que les impressions des objets mettent en mouvement, et qui communiquent leurs vibrations aux méninges, qu'ils regardent comme l'organe des sensations: j'ai réfuté cette théorie par plusieurs arguments, et je vois que non seulement ils ont plu à M. Fleming, mais que les sectateurs les plus modernes de l'organisme admettent les esprits, comme M. Whytt.

Il y a cependant encore un argument qui prouve plus démonstrativement, que la faculté de sentir, quelle qu'elle soit, ne réside point dans les membranes des nerfs. Déjà par rapport à la dure mère, je suis entièrement convaincu, quoique plusieurs anatomistes pensent autrement, qu'elle ne forme point l'enveloppe extérieure des nerfs: mais il reste la pie mère, qui entoure effectivement chacune des fibres médullaires, qui sont si déliées, qu'il y en a près de cent dans le tronc d'un des rameaux de la cinquième paire: il ne faut donc que prouver que cette pie mère n'est pas sensible, pour renverser le système que je combats, et pour démontrer que la sensibilité appartient à la substance médullaire des nerfs.

J'ai mis à nu la pie mère, en enlevant une partie du crâne et de la dure mère correspondante; je l'ai touchée avec du beurre d'antimoine (on doit le préférer dans ce cas à l'huile de vitriol, qui consume trop promptement les membranes, et il est presque impossible de la piquer avec un couteau, sans piquer aussi le cerveau) il s'est formé une escare, la pie mère a été brûlée, sans que l'animal ait fait la moindre plainte, ait eu la moindre agitation, ou le plus petit mouvement convulsif. Dès que je blessais le cerveau, de quelque façon que je le fisse, de violentes convulsions saisissaient sur le champ l'animal, et courbaient son corps en forme d'arc.

L'insensibilité des méninges et du périoste fait présumer celle des autres membranes, et les expériences que j'ai faites avec beaucoup de soin sur le péritoine séparé des muscles droits, sur la plèvre séparée des intercostaux et des nerfs, sur le péricarde même, ont réalisé cette conjecture; les animaux n'ont jamais donné aucun signe de sentiment dans ces parties. Le célèbre M. Storch, à ce qu'il paraît par le journal de la maladie dont il est mort, ne sentit rien, quand, en lui faisant la paracentèse, le trocart perça le péritoine.

Il y a d'habiles gens qui attribuent à l'irritation de la plèvre les vives douleurs de la pleurésie, et dont le système est contraire à mes expériences. Mais je ne puis rapporter que les faits que j'ai vus.

L'on ne sera pas étonné que je réfute bien des explications pathologiques: M. Boerhaave a cru, il y a longtemps, que dans l'inspiration la plèvre se trouvait plus lâche, parce que, les côtes s'approchant, les intervalles qui les séparent devenaient plus petits, et qu'au contraire dans l'expiration, cette membrane était plus tendue, parce que les côtes s'écartaient les unes des autres. Cependant c'est dans le temps de l'inspiration, c'est-à-dire, de la moindre distension de la plèvre, que les pleurétiques souffrent le plus: aussi ce grand homme ne mettait pas le siège de cette maladie uniquement dans la plèvre, il y joignait l'inflammation des muscles, qui servent à rapprocher les côtes. Il suffit selon moi, pour expliquer ce phénomène, d'admettre que les nerfs qui sont entre les côtes soient dans un état de souffrance.

Le médiastin qui est si délié, et si semblable à l'omentum, est dans le même cas que la plèvre; toutes ces membranes sont de la nature de la toile celluleuse, et ne reçoivent aucun nerf, elles ne doivent donc avoir aucun sentiment.

Les artères et les veines ne paraissent pas susceptibles de douleur, mais les nerfs qui les accompagnent, et dont l'irritation donne de la douleur à l'animal, ne permettent pas de s'en assurer aisément. La sensibilité qu'on pourrait trouver aux membranes des carotides, des linguales, des temporales, des pharingiennes, des labiales, de la thyroïdienne et de l'aorte près du cœur, dépend des nerfs que j'y démontre ordinairement, et qui ne paraissent pas s'étendre plus loin; là où il ne se trouve plus de nerfs, les artères sont sans doute dénuées de sentiment; je les ai fait lier plusieurs fois très fortement, même sur les hommes, sans qu'ils se plaignissent. Pour les membranes internes de l'estomac, des intestins, de la vessie, des uretères, du vagin, de la matrice, comme elles ne sont que des continuations de la peau, on sent qu'elles doivent avoir la même sensibilité.

Celle du cœur, dont je ne me suis point convaincu par moi-même, mais qui est assurée par d'autres auteurs, n'est point étonnante; c'est un muscle qui reçoit des nerfs. Si je ne l'ai pas découverte moi-même, c'est qu'il était très difficile, au milieu des douleurs qu'éprouve l'animal, à qui on a ouvert la poitrine, de distinguer celles qui pourraient dépendre d'une légère irritation de plus.

Je me suis assuré par un grand nombre d'expériences que les viscères proprement dits, le poumon, le foie, la rate, les reins, n'ont point de sentiment, ou n'en ont qu'un bien faible: je les ai irrités, j'y ai planté le scalpel, j'en ai coupé des morceaux, sans que l'animal parût le sentir. M. Zimmerman a vu la même chose. C'est cette insensibilité qui fait que les ulcères du poumon, des reins et du foie, ne sont pas accompagnés de douleurs, et qu'on porte une pierre dans les reins pendant plusieurs années sans le savoir.

Si l'on objecte qu'il y a des nerfs dans ces viscères, je répondrai, que je ne prétends pas qu'ils soient privés de tout sentiment, mais seulement qu'ils n'en ont qu'un très faible, tel qu'on peut le trouver dans une partie qui n'a que très peu de nerfs relativement à sa masse. Car tous les viscères ont de grands vaisseaux et de petits nerfs, même le foie, mais surtout la rate et les reins.

Les glandes reçoivent souvent quelques nerfs, qui leur procurent un sentiment généralement assez faible, ce qui rend les squirrhes et les tumeurs enkystées si indolentes. Et il est bien surprenant que depuis peu M. de Bordeu, censeur assez vif des écrits des autres, ait posé comme axiome que les glandes recevaient beaucoup de nerfs, et ait fondé là-dessus un système, pour expliquer le mécanisme de leurs fonctions, dans lequel il prétend que ce n'est point la compression, mais l'irritation, qui fait qu'elles déchargent leurs liqueurs. Il est cependant aisé de prouver que le thymus et les glandes les plus considérables ne reçoivent aucun nerf connu; que ceux qui vont à la thiroïde sont de beaucoup plus petits que ceux d'un muscle dix fois plus petit que cette glande, et qu'il n'y en a aucune dans le corps, dans laquelle on puisse démontrer un nerf un peu considérable. D'ailleurs, que l'on ouvre la bouche lors même qu'on n'a aucun appétit, on verra saillir un ruisseau de salive par la seule compression du digastrique ; du bois que l'on mâche on est fort bien arrosé.

Les mamelles sont cutanées et garnies de beaucoup de nerfs. Le pénis, qui est aussi cutané, et qui reçoit beaucoup plus de nerfs qu'aucune autre partie du corps d'un volume égale, a une sensibilité proportionnée. La langue, qui a aussi beaucoup de nerfs, est douée d'un sentiment plus vif et plus délicat que le tact, et qui forme le goût. L'on peut juger de la sensibilité de l'œil, et surtout de la rétine, par l'irritation et l'inflammation qu'elle éprouve par une lumière éclatante. La choroïde et l'iris paraissent aussi être sensibles ;

je n'ai jamais pu voir des nerfs dans la cornée, qu'on perce sans aucune douleur: et ce qui me persuade que l'iris est beaucoup moins sensible que la rétine, c'est une expérience que j'ai souvent vérifiée. Après avoir percé la cornée ou irrité l'iris avec l'aiguille, il ne se contractera point, au lieu qu'il le fait à la moindre augmentation de lumière; preuve évidente que cette contraction ne dépend point de sa propre sensibilité, mais de celle de la rétine. La goutte sereine sert encore à prouver la même chose, l'iris n'est point altéré, et il perd pourtant tout mouvement, dès que la paralysie du nerf optique a détruit le sentiment de la rétine.

Les nerfs, qui sont la source de la sensibilité, en ont eux-mêmes une très grande ; l'on ne peut se représenter qu'après l'avoir vu, l'état de douleur et d'anxiété dans lequel on met un animal en touchant, en irritant, ou même en liant quelque nerf. L'expérience m'a appris, qu'en liant quelque rameau considérable, non seulement de la huitième paire, mais même des extrémités, des chiens périssaient au bout de quelques jours; ce qui m'a fait craindre encore plus qu'auparavant ces ligatures des nerfs si ordinaires dans les amputations. Le nerf coupé et irrité au-dessous de la section n'a point occasionné de sensation à l'animal, preuve que la douleur ne se propage pas par anastomose d'un nerf à l'autre.

Nous avons vu que les parties sensibles du corps

sont celles qui reçoivent des nerfs, et les nerfs eux-mêmes ; en interceptant la communication entre une partie et son nerf, on la prive sur le champ du sentiment, c'est un fait prouvé par des expériences connues, et qu'on peut voir dans mes Commentaires sur Boerhaave. Il n'y a donc que les nerfs de sensibles par eux-mêmes, et toute leur sensibilité réside dans la partie médullaire, qui est la substance interne du cerveau, à laquelle la pie mère fournit une enveloppe.

MÉMOIRE

SUR

L'IRRITABILITÉ

Lu le 6 Mai 1752

DEVANT LA SOCIÉTÉ ROYALE DES SCIENCES DE GOETTINGUE

Je viens à l'irritabilité: elle est si différente de la sensibilité que les parties les plus irritables ne sont point sensibles, et que les plus sensibles ne sont point irritables. Je prouverai l'une et l'autre de ces propositions par des faits, et je démontrerai en même temps, que l'irritabilité ne dépend point des nerfs, mais de la fabrique primordiale des parties, qui en sont susceptibles.

D'abord les nerfs, ceux mêmes qui sont l'organe de toutes les sensations, n'ont aucune irritabilité. Cela paraîtra étonnant, mais cela n'en est pas moins vrai. Si l'on irrite un nerf, le muscle auquel il se distribue, entre sur le champ en convulsion. Je n'ai jamais vu manquer cette expérience, et j'ai souvent fait entrer en convulsion, par ce moyen, le diaphragme et les muscles de l'abdomen dans un rat, et les jambes de devant ou de derrière, dans une grenouille. L'on peut voir les expériences concordantes de Swammerdam, et, en les faisant, j'ai trouvé, comme M. Oeder, que l'irritation d'un nerf ne communique de mouvement qu'aux muscles auxquels le nerf va se rendre, et qu'elle n'ébranle point ceux qui tirent leurs nerfs d'ailleurs.

J'ai aussi remarqué constamment que la convulsion du muscle avait lieu, quand on irritait le muscle avec un scalpel, et qu'elle ne se fait point, quand on y emploie les corrosifs.

Mais pendant qu'on irrite les fibres charnues du muscle il n'arrive point de contraction dans le tronc du nerf. Je m'en suis assuré plusieurs fois dans les chiens, et surtout dans les grenouilles ; quelque irritation que j'aie donné au muscle, elle n'a jamais communiqué de mouvement au nerf.

J'ai fait ensuite la même expérience que M. Zinn a faite à Berlin, j'ai appliqué un instrument de mathématique, divisé en très petites parties, le long d'un long nerf d'un chien vivant, de façon qu'il me fît apercevoir les plus petites contradictions; dans cet état j'ai irrité le nerf, il est resté parfaitement immobile.

Ces expériences prouvent, pour le dire en passant, que la force d'oscillation qu'on avait attribuée aux nerfs, n'est pas conforme à l'expérience.

La peau, qui est le siège de l'attouchement, les membranes muqueuses de l'estomac, des intestins, de l'urètre, n'ont aucune irritabilité, et il faut bien prendre garde de ne pas confondre avec cette propriété une espèce de mouvement vermiculaire dû à la corrosion, de l'huile de vitriol ou l'esprit de nitre communiquent aux nerfs, aux artères, à la membrane de la vessie, à la vésicule du fiel. Cette corrosion n'a rien de commun avec la vie, elle subsiste vingt-quatre heures après la mort, et cela prouve évidemment qu'elle n'est point une suite du sentiment.

L'irritabilité n'est point non plus proportionnée à la sensibilité, l'estomac est extrêmement sensible, les intestins le sont moins, aussi n'éprouvent-ils pas d'aussi vives douleurs dans un homme vivant, et cependant je les ai trouvés plus irritables que le ventricule. Le cœur, qui est extrêmement irritable, n'est que peu sensible, et en le touchant dans un homme qui a ses sens, on lui procure plutôt un évanouissement que de la douleur.

De ce qu'une partie du corps est sensible, on ne peut point conclure qu'elle soit irritable, et la dissection d'un nerf, qui détruit la sensibilité, ne détruit point l'irritabilité. J'ai répété plusieurs fois l'expérience de Bellini, avec un succès un peu différent de ce qu'on le dit ordinairement ; pour cela je saisis le nerf phrénique d'un animal vivant, ou mort depuis peu, car l'expérience réussit également; cette compression irritant le nerf met le diaphragme en mouvement ; si je lie le nerf, et que j'en irrite la partie inférieure à la ligature, la même chose arrive ; si je le coupe, et que je l'irrite en dessous de la section, où il n'y a plus de sentiment, parce qu'il n'y a plus de communication avec le cerveau, le diaphragme entre également en convulsion. En coupant le nerf crural d'un chien, on prive la jambe de tout sentiment, et on peut la déchiqueter sans le faire souffrir, cependant si l'on irrite le nerf que l'on a coupé, les muscles de la jambe frémissent encore; cette jambe est donc irritable, quoiqu'elle soit insensible.

On a trop embelli cette expérience. Il est vrai que la pression et l'irritation du nerf mettent le diaphragme en mouvement, mais cela a également lieu soit qu'on presse le nerf du haut en bas ou de bas en haut ; l'expérience réussit pourtant mieux, quand le nerf est tendu, que lorsqu'il est relâché. Si l'on presse le nerf, et qu'on l'irrite au dessus de la compression, de quelque façon qu'on l'irrite, il n'en résulte aucun mouvement dans le diaphragme, et c'est à faux que Frédéric Ortlob a écrit qu'il entre en mouvement, quand on dirige en dessous la compression du nerf, et qu'il cesse lorsqu'on fait glisser le doigt vers le haut de la poitrine.

Enfin j'ai lié, dans de petits animaux, les troncs des nerfs qui vont aux extrémités : j'ai rendu par là ces extrémités insensibles et paralytiques, j'en ai ensuite irrité les muscles, et j'ai vu qu'ils se contractaient comme auparavant, quoiqu'ils ne fussent plus soumis à l'empire de l'âme.

J'ai fait des expériences semblables sur les parties séparées du corps. Les intestins dans cet état, privés de tout commerce avec le cerveau, conservent leur mouvement péristaltique; et, si on les touche avec un couteau ou avec des corrosifs, ils offrent les mêmes phénomènes que dans leur situation naturelle, et ils conservent leur liaison avec les nerfs et le cerveau. L'on observe la même chose dans le cœur, et dans un muscle coupé quelconque. Dans une anguille, le cœur continue pendant des heures entières ses mouvements avec la plus grande régularité, quand même il est arraché de la poitrine.

Je crois qu'on convient qu'un animal sent, lorsque l'âme perçoit l'impression de quelque objet étranger ; l'on ne soupçonnera donc pas de sentiment dans une partie du corps qu'on a séparée du reste, ou à laquelle, par la dissection du nerf, on a ôté toute communication avec le cerveau. En soutenant, qu'il n'y avait dans notre corps de mouvement que par l'âme, M. Whytt s'est trouvé réduit à admettre la divisibilité de l'âme, qu'il croit séparable en tout autant de parties que le corps. J'ai réitéré bien des fois l'expérience dont je viens de parler : J'arrache le plus promptement qu'il m'est possible les intestins, je les coupe en quatre ou huit pièces, elles rampent toutes péristaltiquement, et se contractent par quelque irritation qu'on y excite. Woodward avait déjà fait les mêmes expériences sur les intestins, Baglivi sur le cœur d'une grenouille, et avant eux tous M. A. Severin. J'ai vu le cœur divisé en plusieurs petites parties, et chacune se mouvoir sur la table. M. Lups a trouvé dans les membranes de l'œuf des quadrupèdes une irritabilité qu'elles ne tirent pas du nerf, puisqu'il n'y en a point, mais je n'ai point d'expérience à moi sur cet article. Je trouve que Baglivi a employé les mêmes arguments pour établir l'existence de l'irritabilité dans les solides, et nous devons bien prendre garde à ne pas employer l'analogie des insectes, qui sont irritables et sensibles partout.

L'âme est cet être, qui se sent, qui se représente son corps, et par le moyen du corps toute l'universalité des choses. Je suis moi, et non pas un autre, parce que ce qui s'appelle moi, éprouve du changement dans toutes les variations qui arrivent au corps, que ce moi appelle le sien. S'il y a un muscle, un intestin, dont les changements fassent impression sur une autre âme que la mienne, et non pas sur la mienne, l'âme de ce muscle n'est pas la mienne, elle ne m'appartient pas. Mais un doigt coupé de mon corps, un morceau de chair enlevé à ma jambe, n'a aucune liaison avec moi, je ne sens aucun de ses changements, ils ne peuvent me faire éprouver, ni idée ni sensation ; il n'est donc point habité par mon âme, ni par quelqu'une des parties de cette âme ; s'il l'était, je sentirais ses changements : je ne suis point dans cette jambe, elle est entièrement séparée, et de mon âme, qui est restée dans tout son entier, et de celles de tous les autres hommes. Son amputation n'a pas porté la moindre atteinte à ma volonté, elle reste très entière, mon âme n'a rien perdu de ses forces, mais elle n'a plus d'empire sur cette jambe, et cependant cette jambe continue d'être irritable ; l'irritabilité est donc indépendante de l'âme et de la volonté.

Ces expériences prouvent encore que toute la force des muscles ne dépend pas des nerfs, puisqu'après qu'on les a liés ou coupés, les fibres musculaires sont encore capables d'irritabilité et de contraction; et un jour peut-être l'on réduira l'usage des nerfs, par rapport aux muscles, à leur porter, de quelque façon que la chose se fasse, l'impression des volontés de l'âme, et à augmenter cette tendance naturelle que les fibres ont déjà par elles-mêmes, à se contracter.

Mais je reviens à l'histoire des expériences, par lesquelles j'ai trouvé quelles sont les parties du corps humain qui sont irritables, et dans quel degré elles le sont.

J'ai exclu la peau. Le tissu cellulaire avec la graisse, que dévore si avidement l'huile de vitriol, est reconnu pour immobile d'un aveu général, à moins d'une irritation extrêmement forte. Ainsi ni le poumon (quoique les violents acides le fassent entrer en contraction) ni le foie, ni les reins, ni la rate, n'ont aucune irritabilité ; parce qu'ils sont composés du tissu cellulaire qui, comme je viens de le dire, n'en a point, et de vaisseaux qui en sont également dénués.

Ce caractère d'irritabilité me paraît même être ce qui distingue la fibre celluleuse de la fibre musculaire, avec laquelle elle a tant de rapport, qu'on les confond même tous les jours, comme il paraît par l'exemple du dartos, que tant de gens regardent encore comme une membrane musculaire, et par celui de la capsule de Glisson, et du ligament rond de l'utérus, où bien des anatomistes s'obstinent à trouver des fibres musculaires.

L'irritabilité du tissu cellulaire est précisément la même que celle des fibres de chair morte; quand on la touche elle cède, si on la presse elle se plie, si on l'abandonne elle se remet, si on la coupe elle se retire de part et d'autre, et laisse un vide. Mais la fibre musculaire, quand on l'irrite dans l'animal vivant avec un couteau ou par les corrosifs, s'accourcit ; ses extrémités se rapprochent, bientôt elle se relâche, et ces alternatives de constriction et de relâchement subsistent pendant quelque temps.

Les tendons sont aussi peu irritables qu'insensibles ; aucune irritation faite avec le couteau, ou avec un corrosif doux, ne peut les faire entrer en convulsion, ni mouvoir le muscle d'où part le tendon irrité. Si l'on tire une forte étincelle électrique des tendons, le célèbre M. Jalabert a observé que les autres parties du corps les plus solides et les plus dures en donnaient également de très vives.

Les ligaments, le périoste, les méninges et toutes les membranes, étant composés de la toile celluleuse, sont destitués d'irritabilité; et ces expériences peuvent servir à dissuader ceux qui ont cru voir des fibres charnues, dans la dure mère et dans le péricarde. Qu'on perce ces membranes, qu'on les brûle, qu'on les pique, l'on ne peut y remarquer aucun mouvement sensible. J'ai répété cent fois cette expérience, aussi bien que MM. Zinn, Walsdorff, Castell, Oeder et d'autres encore, nous avons toujours eu le même succès.

La membrane musculaire des artères, et la nécessité de trouver une raison de leur contraction, qui alterne perpétuellement avec celle du cœur, ont persuadé qu'elles étaient irritables, et ont fait que MM. de Senac et Whytt ont regardé cette irritabilité comme essentielle aux artères. Le premier de ces auteurs la prend pour une cause de la circulation plus efficace que le cœur même; et j'avoue que ce système n'est pas sans vraisemblance. Les intestins, dont le mouvement péristaltique fait avancer les liqueurs qu'ils contiennent, l'artère principale des vers à soie, qui fait l'office de cœur, les animaux à qui l'on a coupé ce viscère, et chez qui la circulation se continue quelque temps par la seule force des artères ; enfin les inflammations locales que les irritants occasionnent, forment autant d'analogies, qui réunissent les preuves de ce système. En examinant avec le microscope le sang dans un poisson et dans une grenouille, auxquels on avait arraché le cœur, le sang continua encore pendant quelque temps à se mouvoir dans les vaisseaux, et je le vis aller et venir dans les vaisseaux d'un petit poisson, qui n'avait plus de mouvement dans le cœur et dans les ouïes, et qui ne donnait plus aucune marque de sensibilité.

Cependant tous ces faits ne prouvent point encore l'irritabilité des artères ; irritez l'aorte d'un animal quelconque, intérieurement ou extérieurement, avec les instuments ou avec les corrosifs, et l'esprit de nitre fumant, vous n'apercevrez aucun mouvement, seulement l'huile de vitriol y produira ce resserrement, dont j'ai parlé plus haut, et qui a également lieu plusieurs heures après la mort, lorsque l'irritation des nerfs mêmes n'agit plus sur les muscles. Dans les grenouilles j'ai souvent irrité les artères avec de l'alcool, de l'esprit de nitre, et d'autres liqueurs âcres, je les observais attentivement pendant ce temps-là avec le microscope, je n'y pus démêler aucun mouvement, quoique le sang qu'elles contenaient se changeât en bouillie épaisse de couleur de terre.

De plus, dans les animaux, dont j'ai examiné la circulation avec le microscope, je n'ai jamais remarqué que les artères se contractassent. J'ai vu la circulation continuer pendant des heures entières dans des poissons et des grenouilles ; pendant tout ce temps-là les parois des vaisseaux restaient aussi immobiles que celles du tube, avec lequel je les considérais ; et si le pouls de l'artère eut occasionné quelques mouvements dans la veine voisine, il n'eût pas échappé au microscope. Par rapport à l'observation que rapporte de Heide, qu'en coupant l'artère d'une grenouille elle se contracte au point de se boucher entièrement, j'ai vu très souvent le contraire, la section conserve sa figure et reste très immobile, sans s'élargir ou se diminuer.

Ainsi, quoique je ne nie pas absolument l'irritabilité des artères, je ne vois point que mes expériences l'établissent. Je ne l'accorderai pas avec plus de facilité dans les veines ; j'y trouve bien, à la vérité, un mouvement qui dépend de la respiration, et j'ai fréquemment observé, surtout dans les animaux froids. celui de la veine cave, qui se contracte près du cœur et qui chasse dans l'oreillette le sang qu'elle contient. Je conviens que lorsqu'on touche les veines avec quelque corrosif extrêmement âcre, comme l'esprit de vitriol, ou l'esprit de nitre fumant. elles se contractent d'une façon beaucoup plus sensible que les artères, et chassent le sang, comme je l'ai vu dans un chevreau et dans un chat. Mais, comme ni le scapel, ni les corrosifs médiocres ne produisent ce changement, et qu'il n'y a aucun corrosif de cette force parmi les liqueurs humaines, je regarde l'irritabilité des veines comme nulle, ou au moins comme bien faible.

Si l'on touche les vaisseaux lactés avec l'huile de vitriol, ils se resserrent et se vident, et ce qui prouve qu'ils ont une irritabilité considérable, c'est que, quelque remplis de chyle qu'ils soient à l'heure de la mort, ils se vident absolument et se contractent si fort, qu'on ne peut plus y découvrir de cavité.

Les différents conduits excrétoires n'ont pas plus d'irritabilité que les veines. La vésicule du fiel, le canal cholédoque, les uretères, l'urètre, se resserrent, quand on emploie un corrosif extrêmement âcre, un acide plus faible n'y produit point de changement. L'uretère n'est pas même irrité par l'huile de vitriol, tant il est peu musculaire: aussi n'a-t-on jamais pu démontrer qu'il était composé de fibres charnues.

Je me suis assuré par une expérience, de la nature de la vessie, en la piquant avec un scalpel, ou avec une aiguille dans un chien à demi-mort; je l'ai vue, non pas toujours, mais très souvent, se resserrer considérablement, et chasser l'urine longtemps après l'ouverture du bas-ventre; je l'ai vue même se resserrer naturellement après la mort, et se vider de toute l'urine qu'elle contenait, observations déjà faites par Wepfer, et que j'avais ci-devant citées d'après lui.

Le larmoiement que les irritants produisent, l'écoulement de mucus, qu'attire une injection un peu âcre dans l'urètre, prouvent que les glandes et les sinus muqueux chez l'homme sont irritables: je n'ai pas fait d'expériences là-dessus dans les animaux vivants.

L'utérus des quadrupèdes est irritable, et se meut d'une façon pour le moins aussi sensible que les intestins, soit qu'il tienne encore au corps, soit qu'on l'ait coupé. La forte contraction de la matrice humaine, qui amène l'accouchement, et qui se fait sentir si manifestement à ceux qui y portent la main, en prouve l'irritabilité; et c'est ce qui a déterminé Ruysch à abandonner, comme on sait, la sortie de l'arrière-faix à la nature.

L'irritabilité des parties génitales paraît être d'une nature particulière, en ce que les idées voluptueuses sont l'aiguillon le plus propre à les mettre en mouvement. Elle ressemble cependant à celle des autres parties, en ce qu'elle se met en jeu et produit l'érection, lorsqu'elle est excitée par une abondance d'urine, de semence, par l'âcreté des cantharides, ou par celle du virus d'une gonorrhée. Irritation, dont l'effet est toujours de resserrer les veines, et de retarder le mouvement du fluide qu'elles contiennent. M. Whytt a cru que l'érection dépendait d'un plus grand afflux du sang artériel, et paraît avoir ignoré qu'elle a lieu, si on lie la verge, et que, dans le paraphymosis, le serrement du prépuce occasionne un prodigieux gonflement dans le gland, quoique dans l'un et l'autre cas on ne puisse pas soupçonner un plus grand afflux du sang artériel.

Tous les muscles sont irritables; je n'en connais aucun qui ne palpite naturellement après la mort, ils se tendent et se relâchent alternativement; je l'ai observé sur le temporal, le pectoral, les sterno-costaux, les muscles droits de l'abdomen, le crémaster, le sphincter de l'anus; M. Whytt l'a vu dans ce dernier muscle, d'autres auteurs dans d'autres parties du corps humain, et j'ai souvent remarqué, avec plaisir, par rapport aux sternocostaux, quand on avait coupé le sternum, qu'ils conservent assez de force, pour courber les cartilages des côtes et les fléchir en dedans. Ils conservent quelquefois leur irritabilité plus longtemps que le diaphragme. Les chairs des animaux en général palpitent naturellement après leur mort, et c'est un fait connu généralement et de tout temps; il est aisé, quand elles ont fini ce mouvement, de le reproduire, en irritant ou le nerf qui va au muscle, ou le muscle lui-même avec un scalpel, ou avec les corrosifs. M. Zimmerman a fait là-dessus les mêmes expériences que moi. Woodward en a fait sur les muscles des bœufs. Croone, sur un muscle de la cuisse de l'homme, qu'il toucha avec une liqueur âcre, M. Bremond sur une grenouille. M. Oeder a vu les muscles entrer dans une violente convulsion quand on les touchait avec du sel. Il importe même peu que le nerf soit entier et communique avec le cerveau, ou qu'il ait été coupé. Dans l'un et l'autre cas la fibre musculaire se contracte, les extrémités se rapprochent, et la succession de ses mouvements représente une espèce d'ondoiement sur la surface du muscle. En examinant dans une grenouille, avec un microscope, ce muscle ainsi agité, l'on n'en voit point sortir de sang, et la circulation s'y fait également bien. Il n'y a aucun animal dont les muscles pâlissent pendant qu'ils sont en action, et j'ai noté, il y a longtemps, que la pâleur que Harvey a vue dans le cœur pendant sa contraction, avait été une source d'erreurs dans lesquelles de grands hommes sont tombés. C'est le sang de la cavité du cœur et de l'oreillette qui en fait la rougeur en y entrant, et la pâleur en sortant de ces cavités. Le changement de couleur ne se fait pas dans les fibres charnues du cœur.

Dans la plupart des muscles l'irritabilité est si forte qu'après une seule irritation le muscle se contracte et se relâche plusieurs fois, par des oscillations qui diminuent graduellement, jusqu'à ce qu'elles finissent tout à fait. Elle est très sensible dans les muscles droits de l'abdomen, et dans les sternocostaux, où l'on ne trouve point de différence dans les positions des fibres, différence que M. Hamberger et quelques autres auteurs n'avaient pas besoin, par conséquent, d'introduire dans le cœur, puisque les muscles dont je viens de parler oscillent parfaitement, quoique toutes leurs fibres soient droites et parallèles. Cependant M. Whytt s'est trompé, en croyant que cette oscillation avait lieu dans tous les muscles; elle n'arrive point dans la vessie urinaire, qui, lorsqu'elle a commencé, se contracte sans discontinuer jusqu'à la fin.

Ce qui surprendra, c'est que l'iris, comme je l'ai déjà dit, n'a aucune irritabilité, quand on l'irrite avec des irritants mécaniques. Pendant que je parle de l'iris, j'ai remarqué contre le célèbre M. Whytt, que sa dilatation ne dépend point d'une force musculaire, puisqu'après la mort la prunelle reste très large. Je l'avais déjà remarqué plusieurs fois, et je le vérifie sur un chat mort dans les tourments, et qui a la prunelle si fort ouverte, qu'on ne voit presque aucun iris. On le trouve aussi sans irritabilité dans la grenouille.

Il y a des muscles qui ont une force contractive plus grande que d'autres, et qui la conservent plus longtemps; l'on peut mettre à la tête le diaphragme; j'ai toujours remarqué qu'il continuait à se mouvoir bien longtemps après les autres, ou qu'au moins, en irritant les nerfs, on ressuscitait ses mouvements. Je l'ai vu avec M. Zimmerman conserver son irritabilité plus d'une heure après la mort, quand les intestins l'avaient déjà perdue. Wepfer l'a vu se mouvoir après la section de l'estomac. Je ne cacherai point cependant, que j'ai vu quelquefois dans les animaux encore chauds, d'autres muscles et l'œsophage continuer leurs palpitations après que le cœur avait fini les siennes. M. Oeder en rapporte un exemple. Mais, à l'ordinaire, le diaphragme, le cœur et les intestins conservent leurs mouvements plus longtemps que toutes les autres parties; ou au moins on peut les leur rendre par l'irritation, lorsque les autres n'en sont déjà plus susceptibles. La longueur du temps que chaque partie a passé à découvert, y entre pour beaucoup. Comme la graisse se fige à l'air, et qu'elle empêche alors le mouvement des muscles, les parties qui y sont exposées les premières perdent les premières leur mouvement. Dans les animaux à sang froid, où ce figement n'a pas lieu, il ne saurait y avoir de doute sur l'avantage que le cœur a sur les autres muscles.

L'œsophage irrité au dessus du diaphragme se contracte d'une façon assez sensible. On peut par ce moyen y produire le mouvement péristaltique, que j'ai aussi vu, indépendamment de toute irritation, assez considérable pour pousser une bouchée alternativement de haut en bas, et de bas en haut, ce qui me paraît détruire les doutes qu'un savant avait élevés depuis peu contre les mouvements de ce canal.

L'estomac a une irritabilité assez considérable. Quand on le touche avec quelque poison, son impression produit sur le champ un long sillon, légèrement enfoncé. Si on l'irrite avec un canif, ou au pilore ou ailleurs, il se contracte sur le champ. Je l'ai vu, surtout en le touchant à la gauche du pilore avec un poison, se contracter circulairement; si après l'avoir ouvert on l'irrite de la même façon, il regorge de l'écume, et les bords de la plaie se roulent comme ceux des intestins. L'on peut s'assurer que son mouvement péristaltique n'est point comme l'a soupçonné M. Schwarz, dépendant de l'air extérieur, parce qu'on l'observe très distinctement à travers le diaphragme et le péritoine qu'on met à nu, et qui sont très transparents dans les petits animaux. Je l'ai vu très manifestement dans un chat, dans un petit chien et dans un rat, subsister plus d'une heure, pendant que celui des intestins était fini.

L'on peut dire cependant qu'en le comparant avec les intestins, on lui trouve quelque chose de moins actif; en l'irritant dans une grenouille avec un poison, il ne se contracte absolument point dans bien des individus. J'ai souvent donné des poisons, et je n'ai vu qu'une fois les mouvements qui produisent le vomissement, et qui consistent en de fortes et courtes secousses qui reviennent de temps en temps. J'ai vu une autre fois le sublimé corrosif resserrer et aplatir entièrement ce viscère.

Les intestins, tant les gros que les grêles, et même le cœcum, dans les animaux chez qui il est considérable, sont extrêmement irritables. Après avoir ouvert et détruit les muscles de l'abdomen, j'ai vu les excréments chassés par la seule force des intestins, comme Wepfer et Stahl l'avaient déjà observé.

L'on peut ajouter à ces faits, si contraires au système de ceux qui regardent les muscles de l'abdomen comme la principale cause de l'expulsion des matières fécales, que dans une constipation opiniâtre, dans laquelle les excréments résistent, malgré notre volonté et les efforts réitérés de la respiration, et n'avancent pas vers l'anus, il ne faut, pour les faire sortir, que réveiller par un lavement l'irritabilité des intestins. Il n'y a point de partie dans le corps de l'animal qui continue plus longtemps à se mouvoir, souvent plus que le cœur, comme je l'ai remarqué quatorze fois et dans le cas du contraire, je l'ai attribué à ce que l'abdomen avait été le premier ouvert, et que les intestins s'étaient refroidis. Généralement cependant, il est prouvé par d'autres expériences que le cœur est la partie dont les mouvements sont les plus vifs et les plus durables. L'opium, qui détruit souvent le mouvement péristaltique des intestins, et presque toute l'irritabilité du corps, laisse les forces du cœur dans tout leur entier, comme je l'ai toujours remarqué. Dans bien des expériences, le mouvement du cœur a duré plus longtemps que celui des intestins, j'en trouve sept exemples dans les cahiers de mes dissections. Ce sont les animaux froids surtout qui donnent l'avantage au cœur, il survit plusieurs heures aux intestins.

Souvent après avoir cessé leurs mouvements, les intestins les recommencent et les augmentent peu à peu, soit que ce soit le froid, ou quelque cause cachée qui les irrite. Quand on arrache les intestins du corps, l'on voit souvent augmenter ce mouvement, qui, suivant les systèmes opposés, devrait totalement s'éteindre, et M. Félix mon élève a déjà fait cette remarque. On peut faire entrer en contraction les intestins, en les irritant extérieurement avec une aiguille, un scalpel, l'alcool, ou quelque corrosif, mais leur surface interne est beaucoup plus irritable. Quand on ouvre l'intestin, et qu'on fait tomber quelque corrosif dans sa cavité, l'on voit la bile alternativement descendre et remonter, et s'écouler en partie avec beaucoup d'écume. Les lèvres de la section de l'intestin se renversent, et elles viennent embrasser la partie supérieure de l'intestin, de façon que la muqueuse se trouvant placée extérieurement s'attache aux corps voisins. Si l'on ne fait qu'une légère incision à l'intestin, ses lèvres se retirent également.

Au reste, il est si difficile d'observer le mouvement péristaltique, qu'on a bien de la peine à en déterminer les règles; assez ordinairement cependant on voit d'une manière distincte, pendant que la partie supérieure de l'intestin se contracte, que l'inférieure se relâche, et reçoit ce que la supérieure lui envoie. Quand on irrite l'intestin, il se contracte si fort, dans l'endroit irrité, qu'il s'y ferme entièrement, et les matières qui s'y trouvaient passent dans l'endroit le plus voisin, supérieur ou inférieur, qui se dilate, et qui bientôt après, en conséquence de cette dilatation, se contracte, et chasse ces matières plus loin. Je n'ai jamais vu le mouvement péristaltique d'une façon aussi marquée que dans un chat qui avait pris du sublimé corrosif.

J'ai vu l'introsusception dans un petit chien, qui avait pris du poison; une portion de l'intestin, rétrécie et resserrée, s'introduit dans la partie voisine, qui se trouve plus grande, et en ressort ensuite avec facilité; pendant ce temps-là elle charrie également le chyme de haut en bas et de bas en haut. Il est aussi certain que l'intestin change de situation longitudinalement, se mouvant alternativement, de droite à gauche et de gauche à droite; mouvement qui rend les fibres longitudinales extrêmement sensibles, comme celui de constriction fait aux transversales.

Dans les animaux froids, les intestins me paraîssent proportionnellement moins irritables. Une heure après avoir ouvert le ventre d'une grenouille, j'ai encore trouvé de l'irritabilité dans l'estomac et dans les intestins, mais le mouvement du cœur a duré beaucoup plus longtemps.

Peu à peu me voici parvenu à l'irritabilité du cœur, l'organe de tous qui en a le plus, et auquel elle est le plus nécessaire: cause de tous les mouvements de notre machine, il devait être lui-même extrêmement mobile. Toutes les expériences, surtout sur les animaux froids, prouvent effectivement qu'il l'est, et qu'il l'est beaucoup plus que les intestins. Car premièrement, dans un animal froid, il se meut beaucoup plus longtemps qu'aucune autre partie du corps, même après la mort, et quelquefois jusqu'à vingt-quatre et trente heures, et même plus longtemps. Dans un animal à sang chaud, il se meut jusqu'à ce que le froid ait épaissi la graisse, ce qui est le terme commun, qui finit le mouvement de tous les muscles. J'ai remarqué, dans les grenouilles, qu'ordinairement le cœur continue son mouvement depuis midi jusque assez avant dans la nuit, mais rarement jusqu'au matin. En second lieu quand le cœur a cessé de se mouvoir, on peut rappeler le mouvement fort aisément, par quelque irritation externe que ce soit, avec une aiguille, un couteau, du sel, du poison, et quelquefois même, comme l'a fait Woodward, avec la simple eau chaude. L'oreillette, irritée par un poison, s'est contractée plusieurs fois de suite. J'ai vu la même chose dans le cœur. Mais j'ai remarqué, dans ces irritations produites par un poison, que le mouvement qui en résulte est fort court, presque toujours local, et borné à la place qu'on a irritée. La meilleure façon de ressuciter les mouvements du cœur, c'est d'en irriter la surface intérieure, et souvent j'ai réussi en soufflant dedans, quand tous les corrosifs avaient échoué; et l'injection des autres fluides, qui ont plus de consistance que l'air, opère le même effet. On rend également le mouvement au cœur, soit qu'on y injecte de l'eau, soit qu'on lui souffle de l'air, ou par l'une et l'autre caves, ou par la trachée-artère, ou par le canal thoracique, expérience que j'ai faite sur un chien; en un mot il suffit que l'air parvienne au ventricule gauche; c'est une expérience que j'ai vérifiée très souvent, et qui revient à celle de Robert Hooke.

Cette irritation des parois internes du cœur produit des oscillations beaucoup plus durables que celles qu'on fait aux parois externes, et elles ne s'affaiblissent qu'insensiblement. Elle a cet avantage qu'elle ne diminue point l'irritabilité du cœur, au lieu que celle qu'on occasionne par les poisons ôte absolument au cœur la faculté de se mouvoir, après la contraction qu'elle a produite.

Il est difficile de décider qu'elle est la partie du cœur la plus irritable. Les Anatomistes préféraient ordinairement le ventricule droit et son oreillette. Mais je crois avoir prouvé que ce côté n'a aucun avantage sur le gauche, dont les oscillations durent plus longtemps, dès que la cause irritante lui a été appliquée plus longtemps, qu'à l'oreillette droite. Il m'a paru quelquefois que la partie inférieure de l'oreillette droite a été la dernière mobile: d'autrefois c'était la pointe du cœur. Il ne paraît pas que le poids de la liqueur qu'on emploie contribue à l'irritation, puisque l'air produit le même effet que l'eau, quoiqu'il soit près de mille fois plus léger; et puisque le cœur du fœtus bat beaucoup plus fort et plus vite que celui des adultes dont le sang est beaucoup plus dense et plus pesant. Je conclus que la différence des sangs n'influe point sur le mouvement de cet organe. L'air et l'eau prouvent qu'il n'est point besoin d'âcreté dans les fluides, pour occasionner l'irritation; cependant elle l'augmente, comme il paraît, par l'exemple du sel. Mais l'âcreté et l'irritation ne croissent point dans la même proportion, et quelque âcreté qu'ait l'esprit de nitre fumant, appliqué sur la surface interne du cœur, il n'y produit aucune contraction au prix de ce que l'air fait produire.

Si l'on me demandait actuellement, d'où vient cette plus grande irritabilité du cœur, j'aurais beaucoup de peine à répondre: Il n'y a pas plus de nerfs dans le cœur que dans d'autres muscles, et il y en a même moins qu'aux muscles de l'œil. M. Whytt conjecture que ces nerfs sont plus sensibles, mais d'où leur viendrait cet excès de sensibilité? Serait-ce parce qu'ils sont plus à nu, plus près de la surface interne du cœur, et par là même plus proches du stimulus? L'anatomie ne nous donne pas beaucoup de lumière là-dessus, à moins qu'on ne veuille se servir de l'exemple des oreillettes, qui sont en effet très minces et très irritables. Ce qui me porterait à adopter cette explication, c'est la grande irritabilité qu'on remarque dans les intestins, quoiqu'ils aient peu de nerfs, mais qui sont très à nu. Pour s'assurer combien cette circonstance augmente la sensibilité, il ne faut qu'examiner les symptômes qui ont lieu, quand le mucus de la vessie urinaire vient à être emporté, ou la peau découverte de l'épiderme. Mais il est difficile d'étayer ce système par des faits anatomiques: bien loin de démontrer que les dernières ramifications des nerfs sont extrêmement à découvert dans le cœur, on a beaucoup de peine à en trouver les troncs principaux. Au reste, de tous les animaux, l'anguille est celui dont le cœur et les autres muscles m'ont paru le moins irritables.

De toutes ces expériences réunies, il paraît qu'il n'y a d'irritable dans le corps humain que la fibre musculaire, et que la faculté de chercher à s'accourcir quand on la touche, est propre à cette fibre. Il en résulte encore, que les parties vitales sont les plus irritables; le diaphragme se meut très souvent, quand tous les autres muscles ont cessé, les intestins et l'estomac se meuvent plus longtemps encore, dans la plupart des expériences; enfin le cœur est la partie dont les mouvements survivent à ceux de toutes les autres, lorsque la graisse figée n'arrête pas sa force contractive. Cela fournit un caractère différentiel entre les organes vitaux et les autres. Les premiers, étant extrêmement irritables, n'ont besoin que d'un très faible aiguillon pour être mis en jeu; tel est le sang ou l'humeur qui passe par leur cavité. Les autres, qui le sont très peu, ne sont ébranlés que par les déterminations de la volonté, ou par des irritations très fortes, dont l'application peut leur procurer ces mouvements violents, connus sous le nom de convulsions.

L'irritabilité est-elle différente de toutes les autres propriétés des corps? C'est ce que je prouverai très aisément. L'élasticité, qui est celle qui paraît avoir le plus de rapport avec elle, en diffère presque en tout. 1° Elle appartient aux fibres sèches, et dans cet état elles n'ont plus aucune irritabilité: on peut s'en convaincre en séchant une grenouille; 2° L'élasticité est une propriété des corps les plus durs, et l'irritabilité des corps les plus souples. Le Polype est si irritable, que la lumière l'affecte sensiblement, quoiqu'il n'ait point d'yeux. Les animaux gélatineux, et bien éloignés de toute élasticité, le sont beaucoup. M. Whytt ajoute que le mouvement du cœur cesse spontanément et recommence de même, ce qu'on n'observe dans aucune fibre élastique, et qu'en piquant avec de l'acier ou une aiguille, on n'y produit aucune irritation. Guillaume Battie fait observer que l'irritabilité est plus petite dans les vieux sujets que dans les jeunes, quoique les fibres des vieillards soient plus élastiques que celles des enfants.

Les fibres musculaires étant composées d'éléments terrestres, et d'une mucosité gélatineuse, on peut demander, dans laquelle de ces deux parties l'irritabilité réside. Il paraît que c'est dans la partie gélatineuse, parce qu'elle tend à se raccourcir quand on l'étend, au lieu que la terre, qui est le plus sec de tous les corps, ne change jamais de figure par elle-même, et qu'étant extrêmement friable, quand ses parties sont une fois séparées, elles restent constamment dans cet état. Cette idée est fortifiée par ce que les enfants, chez qui la gélatinosité domine, sont beaucoup plus irritables que les adultes: la vivacité de leur pouls, qui fait 140 vibrations par minute, pendant que celui des vieillards n'en fait que soixante ou soixante-cinq, le prouve évidemment. Une autre preuve encore, c'est que les parties les plus solides et les plus terrestres de notre corps, les os, les dents, les cartilages, n'ont aucune irritabilité, et qu'on la fait perdre aux parties les plus irritables, en les privant de leur mucus par le dessèchement.

Il resterait à chercher comment ce gluten, formé d'une limphe insensible, peut devenir irritable. M. Whytt et les autres stahliens prétendent qu'il acquiert cette propriété, en recevant des parcelles de l'âme, qui, étant sensibles au tact, contractent et retirent la fibre pour l'éviter.

Quelque simple que soit cette théorie, et quelque commodité qu'elle offre, en nous débarrassant de bien des difficultés, elle ne peut pas cadrer avec les faits. Premièrement l'irritabilité des parties diffère totalement de la sensibilité et les plus irritables sont celles qui ne sont point soumises à l'empire de l'âme, ce qui devrait être tout autrement, si elle était le principe de l'irritabilité. En second lieu, l'irritabilité subsiste après la mort; des parties, séparées du corps et entièrement insensibles, sont encore irritables. Rien de plus commun que de voir battre le cœur d'une grenouille, et ses muscles rester irritables, après qu'on lui a coupé la tête et la moëlle épinière. M. Whytt se tire de cette difficulté avec beaucoup d'adresse en disant que le temps de la mort est très incertain, et que souvent un animal a encore de la vie, quoiqu'on ne lui en croie plus depuis longtemps; il le prouve par l'exemple des noyés, et des personnes qui tombent en syncope. Mais il suffit de la certitude où nous sommes, que le siège de l'âme est dans la tête, et qu'elle n'a plus aucune communication avec les parties du corps, quand les nerfs en sont détruits; cette remarque doit donc convaincre, puisque l'irritabilité subsiste après la destruction des nerfs, qu'elle ne dépend point de l'âme. Cela est si évident qu'il est inutile d'ajouter que l'irritabilité s'exerce sans que l'âme sente, et qu'elle n'est point soumise à sa volonté; l'exemple du cœur prouve ces deux vérités. Pour en éviter les conséquences, les ammistes sont obligés de reconnaître un sentiment insensible, et des actes de volonté involontaires, c'est-à-dire d'admettre des propositions contradictoires.

Qu'est-ce donc qui empêche d'admettre l'irritabilité, pour une propriété du gluten animal, tout comme on reconnait l'attraction et la gravité pour propriétés de la matière en général, sans pouvoir en déterminer les causes? Les expériences nous ont appris l'existence de cette propriété, elle a une cause physique sans doute, qui dépend de l'arrangement des dernières parties, mais que nous ne pouvons pas connaître, parce qu'il ne peut pas être saisi par les expériences aussi grossières que celles auxquelles nous sommes bornés.

L'irritabilité est détruite par le dessèchement, et par la congélation de la graisse, et dans l'animal vivant par l'usage de l'opium; ce remède anéantit souvent si fort le mouvement péristaltique du ventricule et des intestins, qu'on ne peut le rappeler par aucune irritation. Je l'ai vu moi-même, et l'illustre Kaau Boerhaave l'a déjà remarqué. Une fois cependant j'ai trouvé que le mouvement péristaltique a refusé de céder à l'opium, c'était sur un chat. Il anéantit également la force de la vessie urinaire; dans une grenouille il détruisit le mouvement péristaltique, l'irritabilité des intestins, et la convulsibilité des nerfs. M. Whytt dit qu'il détruit aussi l'irritabilité du cœur, je n'ai jamais pu le remarquer.

Quelques auteurs célèbres ayant écrit que l'irritabilité était une propriété inconnue jusqu'à présent, et m'ayant fait honneur de la découverte, pendant que d'autres, loin de la regarder comme nouvelle, l'ont crue imaginaire, j'ai cru devoir en donner une histoire abrégée. Quelques expériences obscures et qui s'offraient naturellement, ont été connues de tout temps: Virgile savait déjà que les chairs fraîches palpitent. Mais je ne vois point que les anciens aient tenté aucune expérience, dans la vue d'irriter les fibres, et de rappeler leurs mouvements. François Glisson, qui découvrit la force vive des éléments des corps, est le premier qui ait imaginé le mot d'irritabilité; il l'attribue à une perception naturelle, qui n'est point accompagnée du sentiment, et qui dépend de l'archée, qui est l'architecte de son propre corps. Il en distingue deux, l'une dépend du sens externe, l'autre de l'appétit interne. Il rapporte aussi quelques faits, pour prouver que ce mouvement se produit indépendamment du sentiment; et qu'après la mort les chairs se contractent, quand on les touche avec des liqueurs âcres et piquantes. Il donne même tant de généralité à cette propriété, qu'il l'accorde aux os et aux sucs du corps humain; il en a distingué les différents degrés, et n'a point omis cette irritabilité excessive, que M. Boerhaave appelait le prurit.

Bellini parle d'une contractibilité naturelle, et il explique mécaniquement comment les âcres, qui peuvent irriter les fibres, en sont chassés par le moyen de cette propriété; il déduit de là comment les irritants peuvent faire mouvoir les muscles, accélérer le mouvement du sang, occasionner une inflammation, produire une révulsion, ou une évacuation quelconque; mais il ne confirme ses idées par aucune expérience. Baglivi par les siennes a plus approché du but, il a vu les fragments d'un cœur privé de tout nerf, qui conservaient leurs mouvements alternatifs de constriction et de relâchement. Il a remarqué que les fibres musculaires se contractaient, quand on les touchait, sans que l'âme y eût aucune part, ni qu'elle le sentît même.

Depuis lors tous les stahliens ont beaucoup parlé du ton et de la contraction naturelle des fibres, mais ils l'attribuent à l'âme, et comme ils ont toujours eu de l'aversion pour l'anatomie, ils n'ont fait aucune expérience, pour démontrer cette faculté.

M. Boerhaave a reconnu une force active dans le cœur, et un principe caché de mouvement dans ses morceaux coupés; mais son système sur la cause du mouvement des muscles, qu'il attribuait aux nerfs, prouve qu'il n'a point connu assez manifestement que la cause de ce mouvement était dans les muscles mêmes, que les nerfs n'avaient d'autres fonctions, que de l'augmenter au gré de l'âme, et qu'ils pouvaient bien l'augmenter ou la diminuer, mais qu'ils n'en étaient point la cause, puisqu'elle a une étendue bien plus vaste que les nerfs, et qu'on la trouve dans des insectes, qui n'ont pas même de tête. L'on trouve nombre d'expériences intéressantes sur cette matière, dans le supplément posthume de Woodward, publié par Hollovay. Stuart a vu aussi plusieurs faits très utiles, et avait déjà remarqué, que les fibres conservaient leur irritabilité, quoiqu'on en eût détaché le nerf. Il y a, dans d'autres auteurs encore, bien des choses relatives à cette matière, mais qui paraissent dues au hasard.

Ce fut en 1739, que je dis, dans mes commentaires sur les Institutions de M. Boerhaave. « Donc le cœur est mû par quelque cause inconnue, qui ne dépend ni du cerveau, ni des artères, et qui est cachée dans la fabrique même du cœur.» La nature de la chose m'oblige à abandonner l'idée de mon maître. trois ans après j'annonçai que toute fibre animale irritée se contractait, que ce caractère la distinguait de la fibre végétale, et que la seule perpétuité de l'irritation, était la cause de la continuation du mouvement dans les organes vitaux, pendant que les organes animaux cessaient les leurs. Dans mon abrégé de physiologie, j'ai attribué positivement le mouvement du cœur à la force du stimulus, et, dans la seconde édition, j'ai confirmé avec plus d'étendue l'irritabilité de la fibre musculaire, et j'ai enseigné qu'elle était indépendante des nerfs, et de toute autre propriété connue. Si quelqu'un est d'un autre avis, je le prie de me faire connaître quelle est cette propriété, dont l'irritabilité dépend. Depuis lors encore, des expériences nombreuses m'ont fait connaître les vérités que je viens d'exposer, et j'ai vu avec bien du plaisir que dans le même temps M. de Gorter employait les mêmes principes, et que l'illustre M. Winter, médecin ordinaire de la maison d'Orange, dans un discours sur la certitude de la médecine pratique, attribuait tous les mouvements du corps humain à l'irritabilité des fibres, et à la force du stimulus. Ces deux hommes célèbres ont été suivis par d'autres. M. Abram Kaau, neveu du grand Boerhaave, a fait, quoique pour un autre but, un grand nombre d'expériences; et depuis peu le célèbre M. Whytt attribue tous les mouvements du corps humain à la force du stimulus: avec cette différence, entre lui et les auteurs que je viens de nommer, qu'il attribue l'irritabilité à l'âme, qui, sentant l'impression de l'irritation, occasionne la contraction de la fibre. Il n'a fait qu'un petit nombre d'expériences sur des animaux mourants, dont il appuie son système, mais qui n'ont pas été réitérées assez souvent, pour qu'on puisse les regarder comme sûres, et dont quelques-unes mêmes sont contredites par les miennes.

Deux de mes élèves, MM. Zimmermann et Oeder, ont suivi la véritable route, pour parvenir à connaître cette propriété; l'expérience leur a appris, qu'elle était, comme l'attraction, une loi de la nature, et ils ont abandonné des recherches inutiles sur la théorie. Un autre a vérifié les expériences sur la sensibilité, c'est M. Castel. M. Walsdorff a fait des expériences sur le mouvement du cerveau. M. Zinn sur l'insensibilité de la dure mère. MM. Sprœgel et de Brunn, à l'occasion de leurs recherches, en ont fait plusieurs qui entrent dans mes vues. M. Heuermann en a fait avec le même succès à Copenhague, M. Mulhmann à Königsberg, et M. Bassani à Rome. Enfin M. Farion a vérifié mes épreuves sur les tendons du pied de l'homme.

Feu M. de la Mettrie a fait de l'irritabilité la base du système qu'il a proposé contre la spiritualité de l'âme; après avoir dit que Stahl et Boerhaave ne l'avaient pas connue, il a le front de s'en dire l'inventeur; mais je sais, par des voies sûres, qu'il tenait tout ce qu'il pouvait savoir là-dessus, d'un jeune Suisse, qui sans être médecin, et sans m'avoir jamais connu, avait lu mes ouvrages, et vu les expériences de l'illustre M. Albinus; c'est là-dessus que la Mettrie a fondé ce système impie, que ses expériences mêmes servent à réfuter. En effet, puisque l'irritabilité subsiste après la mort, qu'elle a lieu dans les parties séparées du corps, et soustraites à l'empire de l'âme, puisqu'on la trouve dans toutes les fibres musculaires, qu'elle est indépendante des nerfs, qui sont les satellites de l'âme, il paraît qu'elle n'a rien de commun avec cette âme, qu'elle en est absolument différente, en un mot que l'irritabilité ne dépend point de l'âme, et que par conséquent l'âme n'est point l'irritabilité.

SUPPLÉMENT DE L'AUTEUR

RÉPONSE A QUELQUES OBJECTIONS

Ayant vu, depuis que mon mémoire est publié, les objections de M. Le Cat, placées dans un mémoire qu'il a envoyé à l'Académie Royale de Berlin, j'ai cru devoir y répondre en peu de mots.

Je ne sais pas ce qui a engagé cet auteur, ou M. Delius, à me réfuter avant que j'eusse écrit moi-même. Ils se sont attachés, ou aux thèses de quelques-uns de mes disciples, ou aux expressions que j'ai laissé paraître dans quelque lettre amicale. C'est là le cas de M. Le Cat. Si ces MM. avaient eu la bonté d'attendre mon mémoire, ils se seraient épargné une grande partie de leur critique.

Il s'agit, dans mon premier mémoire, de savoir si la dure-mère et les tendons sont irritables, s'ils entrent en contraction quand une cause étrangère les a ébranlés, et s'ils peuvent en effet agir comme les muscles. Cela entre essentiellement dans le système de Beglivi, et c'est ce dont le contraire est bien avéré. Tous les animaux que j'ai vus ont la dure mère fortement attachée au crâne; quand on l'en a détachée, tous ces animaux l'ont immobile. C'est en vain qu'on l'irrite avec le scapel, l'aiguille, et les corrosifs plus ou moins doux: il n'en résulte aucun mouvement dans l'animal. Il en est de même de la pie mère. L'esprit de vin s'est à peine fait sentir à la dure mère, dans les expériences de M. Le Cat, au lieu qu'il excite une douleur des plus vives dans la peau; marque que la première n'a aucune sensibilité vis-à-vis de la seconde. Les convulsions se font bientôt apercevoir, quand on irrite la moëlle du cerveau, ou celle de l'épine du dos. Donc la cause du mouvement est dans la dernière, et les méninges n'y entrent pour rien.

La seconde chose que j'ai défendue, c'est que les blessures du périoste, des tendons, des ligaments et de la dure mère, n'intéressent point l'animal, et qu'elles guérissent sans aucun accident. C'est en vain que M. le Cat en appelle contre moi à des observations. Elles sont trop déterminées. Il fallait produire des malades, où un tendon, un ligament, une méninge eût été blessée inconstestablement et uniquement, et qu'il en eût résulté de fâcheux accidents. Ce qu'il dit de la dure mère, s'explique par la compression qui résulte dans le cerveau, à la suite de celle des méninges. Quand on détache avec le doigt la dure mère du crâne, on fait crier l'animal, une compression du cerveau médiocre, le fait souffrir, et, si elle est bien forte, elle l'endort. Dans le nommé Clermont, dont M. Le Cat parle, le nerf optique a été lésé de son propre aveu, et il est bien difficile dans une dissection ordinaire de savoir, si les nerfs de l'œil du nommé Courvet, et surtout ceux qui rampent au fond de l'orbite, pour en sortir vers les tempes, ont été conservés. Le spasme peut avoir des raisons absolument inaccessibles à nos sens, et fondées dans la structure la plus fine des nerfs: les tétanos hytériques, et ceux des animaux empoisonnés en font foi, et l'observation de M. Le Cat ne prouve absolument rien, parce qu'elle n'exclut pas ce dérangement, trop intime pour être visible. L'histoire de Perchepié ne devait pas être alléguée contre moi. Cet homme avait du pus dans les ventricules et sous la base du cerveau, en voilà plus qu'il n'en faut pour faire naître le délire. Pour me réfuter, il fallait à M. Le Cat des expériences telles que les miennes; des dures mères mises à nu, et irritées par le scalpel d'un anatomiste auxquelles il serait survenu des convulsions; des tendons percés ou blessés, des ligaments piqués ou brûlés, que de grands accidents auraient suivis. Mais ces expériences ne sauraient exister, la nature est trop constante, et je l'ai trop souvent vu agir. La différence de l'homme à l'animal ne saurait être citée ici. Si les blessures des tendons avaient quelque influence sur le mouvement, un chevreau, un lapin, un chien ne sauterait pas sur les chaises, immédiatement après qu'on lui a coupé, détruit, ou percé le tendon d'Achille. On peut contester les preuves de sa douleur, mais on ne peut pas disputer sur les convulsions qui doivent résulter des blessures des tendons également dans le lapin et dans l'homme. Il n'y a aucune raison qui dispense l'animal des suites de ces lésions, si elles sont effectivement dangereuses dans l'homme. L'animal souffre également avec lui, dès qu'on blesse ses nerfs.

J'ai dit enfin que les tendons, le périoste, la dure mère sont insensibles. Je ne suis pas tout à fait le premier qui ait avancé cette vérité, et j'ai cité des observateurs, qui n'ayant aucun système à défendre, ont vu la même chose avant moi. M. Le Cat ne m'oppose des expériences, que par rapport à la dure mère. Il rapporte qu'un nommé Fleuri s'est plaint, quand il a pressé cette membrane avec un crochet; qu'un autre blessé nommé Mabire a senti le mouvement du cure-dent sur la dure mère, qu'il a aperçu l'esprit de vin, et l'action du chirurgien qui lavait la plaie; et que par conséquent il faut que la dure mère ait été presque cartilagineuse, ou ossifiée, dans les sujets qui n'ont pas paru avoir de sentiment dans cette membrane: il paraît même, par ses expressions, qu'il a vu des exemples de cette insensibilité.

J'ai égratigné, brûlé, coupé la dure mère, dans je ne sais combien d'animaux divers, et plus souvent que je n'ai eu la patience de mettre en compte, ils ne se sont jamais plaints, et ont paru encore moins sentir l'esprit de vin, infiniment moins puissant que le beurre d'antimoine ou l'esprit de nitre. De jeunes animaux ont sucé, ont avalé du lait, avec tranquillité, pendant qu'on déchirait cette membrane. Il est absolument impossible d'attribuer une dure mère presque cartilagineuse, ou presque osseuse, à des animaux jeunes et sains. Ces mêmes animaux sentaient fort bien le pincement et le tiraillement de la peau, ils s'en plaignaient, et cherchaient à s'y soustraire. L'expérience a été faite sur des animaux féroces et impatients, tel est le chat, qui devient furieux dans le danger et dans la douleur. On a fait la même expérience dans l'homme, et M. Zinn l'a vérifiée à Berlin même, sur la dure mère d'un homme, à qui la carie avait découvert cette enveloppe. Si le blessé de M. Le Cat a senti la pression, il n'a fait que ce que font les bêtes; elles sentent fort bien le détachement de la dure mère, et le doigt qui appuie sur elle, comme je viens de le remarquer. Il ne serait même pas impossible que des remèdes extrêmement vifs ne pussent agir à travers la dure-mère, comme l'eau froide et les acides affectent le nerf des dents, au travers de leur émail et de leur structure osseuse. Mais je ne me suis jamais aperçu de ce fait, et je le répète, la dure mère n'étant qu'une toile cellulaire, le devenant évidemment en accompagnant les nerfs, et n'ayant point de nerf elle-même, ne saurait être susceptible de sentiment.

Je n'ai plus qu'un mot à dire, c'est de prier tous

ceux qui s'intéressent à l'art de guérir, de saisir les occasions de s'instruire sur l'insensibilité des périostes, des tendons, des ligaments et des enveloppes du cerveau. Elles ne sauraient être fort rares; et, quand ils auront tenu un tendon entre les bras d'une pincette, comme je l'ai fait avec le fléchisseur de la troisième phalange d'un doigt, ils s'enhardiront à faire des expériences qui sont sans danger et sans inconvénient.

TABLE

Paris. — Typ.-Lith. A. M. Baudelot. 16, rue de Verneuil.

LA COLLECTION BIOLOGIQUE

COMPRENDRA LES VOLUMES SUIVANTS :

I. — **Lavoisier.** La Chaleur animale et la Respiration.

II. — **Bichat.** La Mort par l'Asphyxie.

III. — **Haller.** L'Irritabilité.

IV. — **Harvey.** La Circulation du Sang.

V. — **Lamarck.** L'Origine des Animaux.

VI. — **Hunter.** Le Sang.

VII-VIII. — **Laennec.** L'Auscultation du Poumon et du Cœur.

IX. — **William Milne Edwards.** — La Chaleur animale.

X. — **Spallanzani.** La Digestion.

Paris. — Typ. Lith. BEAUDELOT, 16, rue de Verneuil.

www.ingramcontent.com/pod-product-compliance
Ingram Content Group UK Ltd.
Pitfield, Milton Keynes, MK11 3LW, UK
UKHW020946180726
13838UKWH00003B/1149

9 782329 424194